PREMIÈRE LETTRE

SUR LES

EAUX MINÉRALES

DE

SAINT-NECTAIRE,

Par M. Ant. VERNIÈRE,

Docteur en médecine de la Faculté de Paris,
Médecin inspecteur des Eaux minérales et thermales de Saint-Nectaire,
Médecin de l'Hospice d'Issoire,
Membre de la Société médicale d'émulation de Paris et de la Société académique
de Clermont-Ferrand.

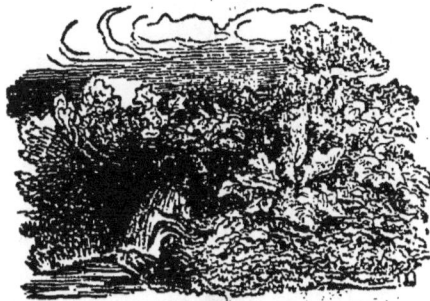

CLERMONT-FERRAND,
TYPOGRAPHIE DE PEROL, RUE BARBANÇON, No 2.

1852.

PREMIÈRE LETTRE

SUR

LES EAUX MINÉRALES

DE

SAINT-NECTAIRE.

PREMIÈRE LETTRE

SUR LES

EAUX MINÉRALES

DE

SAINT-NECTAIRE,

Par M. ANT. VERNIÈRE,

Docteur en médecine de la Faculté de Paris,
Médecin inspecteur des Eaux minérales et thermales de Saint-Nectaire,
Médecin de l'Hospice d'Issoire,
Membre de la Société médicale d'émulation de Paris et de la Société académique
de Clermont-Ferrand.

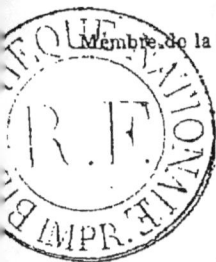

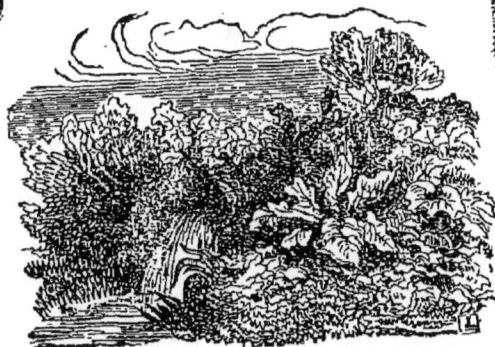

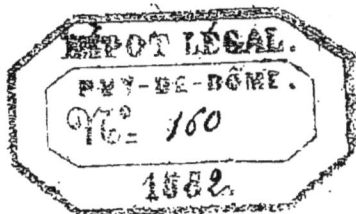

CLERMONT-FERRAND,

TYPOGRAPHIE DE PEROL, RUE BARBANÇON, N° 2.

—

1852.

PREMIÈRE LETTRE

SUR

LES EAUX MINÉRALES

DE

SAINT-NECTAIRE.

Saint-Nectaire est un village peu populeux, situé entre le pays de montagne et la Limagne d'Auvergne, à dix lieues de Clermont-Ferrand, à sept d'Issoire et à six des bains du Mont-Dore.

Son sol, d'une nature granitique, est coupé par des ravinements profonds, de la manière la plus irrégulière; de vastes chapiteaux basaltiques couronnent les montagnes qui dominent le village des bains. Non loin de là, on observe de nombreuses coulées volcaniques de matière fangeuse, dans lesquelles se trouvent empâtées une multitude de substances très-diverses. Plus près de l'origine des sources minérales, on remarque un volcan d'une date beaucoup plus récente; son cratère encore entr'ouvert, sa lave non altérée, qu'on peut suivre dans toute la continuité de sa course, la fraîcheur et la parfaite conservation de ses scories les plus friables, annoncent assez qu'il appartient aux époques les moins reculées de l'ère volcanique en Auvergne.

Le vallon assez resserré où naissent les eaux de Saint-Nectaire, est arrosé par la petite rivière de Courançon, qui prend sa source sur les pentes orientales des monts Dore, coule de l'ouest à l'est, et après avoir parcouru la vallée des bains, va, à deux kilomètres au-dessous, se perdre dans la rivière de Couze. C'est sur le penchant de ses deux rives, et souvent dans son lit, que sourdent les sources minérales, à travers les fentes du granit, entr'ouvert sans doute par les violents bouleversements dont ces contrées ont été agitées pendant les éruptions volcaniques. Leur présence est souvent annoncée par des masses de sédiments blanchâtres attachés aux flancs des coteaux. Les sources ne sont pas plus abondantes sur une rive que sur l'autre; elles sont si nombreuses qu'il est difficile de faire un pas dans la vallée sans en rencontrer quelqu'une. C'est toujours une fissure ou une large fente du granit qui leur livre passage; de là, elles s'échappent, en bouillonnant, souvent par un jet assez régulièrement intermittent. Si la source forme un bassin à sa sortie, les eaux et les gaz soulèvent la masse du liquide par un gros bouillonnement, dont le bruit périodique et monotone se fait entendre à une assez grande distance.

Les sources de Saint-Nectaire ne fournissent pas généralement une grande quantité d'eau à la fois : les plus considérables donnent à peine 50 litres à la minute, et trois
seulement fournissent cette quantité. Les sources d'un
moindre volume sont à l'infini, il serait tout à fait impossible de les compter.

Les eaux de Saint-Nectaire ont certainement une origine
commune; l'identité de leur composition ne permet pas
une supposition contraire; la différence des températures
est due uniquement à la division des sources; les plus
chaudes sont aussi généralement les plus abondantes. Si, par
des fouilles, on augmente le volume d'une source, on ne
manque jamais d'élever en même temps sa température.
Ainsi, l'avenir des eaux de Saint-Nectaire est assuré; quel
que soit l'accroissement de leur clientèle, l'eau minérale ne
fera jamais défaut. Et même, en ce moment, si on le ju-
geait utile, on pourrait, en pratiquant des fouilles sur les
sources sans emploi, augmenter le volume et la chaleur
de l'eau, et construire ensuite de vastes bassins de na-
tation; les éminentes propriétés toniques dont jouissent
les eaux de Saint-Nectaire, les rendent merveilleusement
propres pour cet objet.

Au moment où les eaux de Saint-Nectaire sortent des
rochers, elles sont parfaitement limpides, et dans le bassin
même où elles sont reçues, elles conservent encore leur
limpidité; après sa sortie, l'eau ne tarde pas à se troubler,
elle perd sa transparence, et à une certaine distance, elle

dépose un sédiment d'abord rougeâtre, ensuite blanc. Ce dépôt se compose de fer, de chaux et de matière organique ; un peu plus loin, les sels calcaires deviennent prédominants, et forment, lorsque rien ne vient les troubler, une masse de cristallisation offrant l'aspect de l'arragonite.

La saveur des eaux de Saint-Nectaire est d'abord acidule, ensuite alcaline, et un peu styptique.

Température des Sources qui sont utilisées.

NOM DES SOURCES.	NOMBRE des litres PAR MINUTE.	TEMPÉRATURE CENTIGRADE.
Petite source de Boëtte......................	22	+ 44
Grande source de Boëtte.	30	+ 40
Source du mont Cornador..................	52	+ 40
Source Mandon...........................	50	+ 37,2
Source Pauline...........................	30	+ 33
Source Rouge............................	22	+ 22

Sources non utilisées et qui pourraient l'être immédiatement.

NOM DES SOURCES.	NOMBRE des LITRES PAR MINUTE.	TEMPÉRATURE CENTIGRADE.
Petite source de Serre...............	Assez abondante.	+ 44
Grande source de Serre.	Abondante.	+ 40
Source du Sey......................	50	+ 32

La pesanteur spécifique de l'eau, au mont Cornador, a été trouvée, par M. Lecoq, de **1,001**; celle des établissements du bas, de **1,005**.

Les trois sources principales ont été analysées par MM. Berthier, Lecoq et Nivet; les analyses plus anciennes de MM. Boulay et Henry sont peu exactes.

ANALYSE TROUVÉE.	Petite SOURCE de Boëtte.	Grande SOURCE de Boëtte.	SOURCE MANDON.	SOURCE du CORNADOR.
Température...............	+ 44	+ 40	+ 37,2	+ 40
	grammes.	grammes.	grammes.	grammes.
Carbonate de soude..........	2,1000	2,0700	2,0000	0,9118
Sulfate de soude............	0,1800	0,1810	0,1560	0,9110
Chlorure de sodium..........	2,5100	2,5150	2,4200	1,3220
Carbonate de magnésie.......	0,2200	0,2010	0,2400	0,0810
— de fer.	0,0300	0,0350	0,0228	0,0070
— de chaux.........	0,5000	0,4980	0,4400	0,6050
— de strontiane.......	traces.	traces.	»	»
Alumine....................	traces.	traces.	»	0,0050
Silice.....................	0,1100	0,1130	0,1000	0,0800
Matière organique...........	traces.	traces.	traces.	traces.
Perte......................	0,1500	0,1670	»	0,0450
Total des sels par litre d'eau..	5,8000	5,7800	5,3788	3,7380

Les analyses doivent être rectifiées ainsi qu'il suit :

ANALYSE CALCULÉE.	Petite SOURCE de Boëtte.	Grande SOURCE de Boëtte.	SOURCE MANDON.	SOURCE du CORNADOR.
Bicarbonate de soude.........	2,9699	2,9299	2,8330	1,1790
Sulfate de soude.............	0,1800	0,1820	0,1560	0,1010
Chlorure de sodium..........	2,5100	2,5150	2,4200	1,3220
Bicarbonate de magnésie......	0,3337	0,3048	0,3640	0,1230
— de fer..........	0,0415	0,0480	0,0317	0,0100
— de chaux........	9,7190	0,7156	0,6023	0,8670
Sulfate de chaux.............	traces.	traces.	»	»
Alumine....................	traces.	traces.	»	0,0860
Silice.....................	0,1160	0,1130	0,1000	0,0860
Matière organique..........	traces.	traces.	»	traces.
Perte.....................	0,1500	0,1670	»	0,0450
Total des sels par litre d'eau (1).	7,0141	6,9753	6,5068	3,8190

Les gaz contenus dans les eaux de Saint-Nectaire sont en partie composés d'acide carbonique ; M. Berthier a trouvé dans les sources du bas 0^{gr},372 ; M. Lecoq, dans les sources du haut, 1^{gr},490 par litre d'eau minérale. Bien que les analyses ne signalent, dans ces eaux,

(1) Ces tableaux ont été empruntés à l'excellent travail de M. le docteur Nivet sur les eaux minérales d'Auvergne.

ni acide sulfhydrique, ni sulfure alcalin, l'existence de l'acide sulfhydrique n'en est pas moins incontestable. Sa présence saisit l'odorat aussitôt qu'on approche des sources ; une pièce d'argent, laissée dans le bac d'une source, ne tarde pas à y noircir. J'ai vu un courant de gaz dégagé de la source principale du mont Cornador, et conduit, au moyen d'un tuyau en plomb, dans un trou en maçonnerie, y déposer, après un certain temps, des cristaux de soufre qui y formèrent une belle géode. Quelques-uns de ces cristaux, détachés et jetés sur des charbons ardents, y produisirent une flamme bleue, avec dégagement d'acide sulfureux, dont l'odeur n'avait rien d'équivoque. Un sédiment calcaire, déposé dans le canal qui sert à vider les baignoires, fut détaché d'une planche sur laquelle il s'était formé depuis peu. Sa surface adhérente était recouverte d'une mince lame de soufre reconnaissable à son aspect, et qui, approchée d'une bougie enflammée, brûla avec une flamme bleue et dégagement d'odeur sulfureuse. Le soufre trouvé sur la maçonnerie provenait des gaz, l'autre était produit sans doute par la décomposition d'un sulfure alcalin.

Tout fait présumer que toutes les substances contenues dans les eaux de Saint-Nectaire ne sont pas encore connues. Un examen plus récent y a fait découvrir la présence de l'arsenic en quantité indéterminée.

Les eaux minérales de Saint-Nectaire, si richement dotées en substances d'une incontestable énergie, sont nécessaire-

ment excitantes, comme le sont tous les médicaments puissants. Est-ce bien dans cette propriété d'exciter que réside
leur vertu médicamenteuse? Le fer, le quinquina, le mer-
cure excitent; c'est bien là leur effet immédiat, mais est-ce
dans cette simple excitation au contact, avant qu'ils aient
pénétré dans l'économie, que résident les grandes modifications qu'ils impriment à l'organisme? Est-ce de là que
dérivent leurs effets vraiment salutaires? Evidemment non;
dans le plus grand nombre des cas, l'excitation est un in-
convénient qu'il faut subir, ou un obstacle qu'il faut
tourner. Quoiqu'il en soit à peu près ainsi pour toutes les
eaux minérales, il serait inexact de ne pas reconnaître
qu'un traitement par l'excitation, manié par des mains ha-
biles, peut souvent rendre de signalés services et produire à lui seul des guérisons. Mais ce n'est pas de là
que dérivent leurs vertus essentielles, fondamentales; les
eaux minérales possèdent en elles-mêmes une puissance
curative intrinsèque qu'il ne nous est pas toujours donné
d'expliquer. L'analyse chimique, si utile à tant d'égards,
ne rend souvent qu'un compte imparfait de certains effets
spéciaux qu'il est impossible de rapporter à l'action bien
connue des substances qui entrent dans leur composition;
elle ne dit pas pourquoi des eaux minérales qui produisent
des effets thérapeutiques analogues, sont chimiquement
placées à de grandes distances l'une de l'autre; l'observation seule est habile à nous révéler les propriétés mé-
dicales des eaux minérales.

C'est donc au point de vue de l'observation que je vais aborder l'étude sommaire des eaux minérales de Saint-Nectaire. Je proteste ici que je n'ai rien consigné dans ce travail qui ne soit le résultat d'une observation attentive et souvent vérifiée.

Les eaux de Saint-Nectaire, prises en boisson par des sujets dont les organes de la digestion sont en bon état, à la dose de deux ou trois verres, augmentent sensiblement l'appétit et activent la digestion, si elles sont prises peu de temps après le repas; elles donnent lieu à un peu de soif; continuées pendant quelques jours, elles produisent la constipation. A des doses plus considérables, huit ou dix verres par jour, elles déterminent un sentiment de pesanteur à l'estomac, sèchent la bouche, altèrent l'appétit et le détruisent, et, après un usage plus prolongé, amènent la diarrhée. Quelques malades robustes persévèrent nonobstant ces symptômes, la tolérance s'établit, la diarrhée tarit, les forces affaissées pendant le trouble gastro-intestinal renaissent comme devant, et l'appétit lui-même ne fait pas défaut.

Ces eaux sont particulièrement employées dans les affections de l'estomac et des intestins où domine l'atonie, lorsque les digestions languissent, ou sont entravées par des liquides altérés ou sécrétés en trop grande abondance. Elles conviennent surtout, si la langue est restée humide, si la pression sur l'épigastre ne produit pas de douleurs, et si l'appétit n'est pas absolument éteint, en un mot, dans toutes les formes de gastropathies, lorsque l'estomac

n'est pas trop irritable et se montre disposé à supporter l'a-
limentation dans une certaine mesure. Mais leur efficacité
est surtout remarquable dans les affections de l'estomac
qui sévissent par crises irrégulièrement périodiques, et qui,
dans l'intervalle, laissent subsister un état voisin de la santé;
celles, en un mot, qui affectent plus particulièrement la
forme de la névralgie de l'estomac. Elles sont également
utiles dans les hépatalgies, les entéralgies; dans les engor-
gements du foie et de la rate, et surtout dans ceux qui
succèdent aux fièvres intermittentes qui ont duré longtemps.
Il est très-rare que les vieilles fièvres, celles qui ont résisté
à l'action du quinquina, ne cèdent pas à l'usage des eaux
de Saint-Nectaire, prises en boisson.

Elles réussissent très-bien dans les cardialgies et dans les
entéralgies produites par une suracidité des sécrétions de
l'estomac. L'apaisement immédiat qui succède à l'ingestion
de quelques verres d'eau, peut certainement être attribué
à l'action chimique des alcalis contenus dans l'eau minérale sur les acides de l'estomac; mais la cessation des
douleurs, longtemps après que les malades ont quitté les
lieux, ne saurait être l'effet d'une action chimique qui ne
s'exerce plus; il faut donc en chercher la cause dans la
modification médicatrice qui a restitué aux humeurs de
l'estomac leurs qualités normales. Les bons effets que produisent les eaux de Saint-Nectaire, dans les affections de
l'estomac, elles les produisent dans celles des intestins.

Toutes les affections catarrhales sont avantageusement

modifiées par la boisson des eaux de Saint-Nectaire, sous la condition expresse, cependant, que les maladies soient dépouillées d'acuité, et que le caractère d'atonie soit d'autant plus marqué qu'elles siégent sur un organe plus irritable et d'une texture plus délicate.

C'est surtout administrées en bains, que les eaux de Saint-Nectaire manifestent les propriétés les plus remarquables, et dépouillent la plupart de leurs inconvénients; pas un seul des effets salutaires produits par les eaux en boisson, qu'on ne puisse également obtenir des bains (1).

(1) Tout fait présumer que l'eau minérale qui pénétre l'organisme par les voies de la digestion n'y arrive pas dans les mêmes conditions que celle qui a été introduite par l'absorption cutanée. Dans l'estomac, l'eau minérale est mise en contact avec des humeurs assez acides pour décomposer en partie les carbonates qui s'y trouvent en proportion si notable. La dissolution saline qui a été bue, n'est donc plus exactement celle qui sera introduite dans la circulation. Ce changement implique nécessairement une modification correspondante dans ses propriétés; de plus, l'élimination en est tellement rapide, que bon nombre de physiologistes ont pensé que les liquides absorbés par l'estomac étaient éliminés par des voies inconnues, qu'on supposait établir une communication directe entre ce viscère et les organes de la sécrétion urinaire. Tout récemment encore, un expérimentateur du plus haut mérite, M. Cl. Bernard, en niant l'existence de toute communication directe entre la vessie et l'estomac, a pensé que ces mêmes liquides absorbés par le système de la veine porte, étaient portés à travers le foie vers la veine cave qui, par suite d'une contraction analogue à celle du cœur, les refoulait vers les reins, et que là ils étaient en grande partie chassés avec l'urine avant d'être mêlés au sang de la circulation générale.

Quoi qu'il en soit de la réalité de ces diverses hypothèses, elles servent du moins, en cherchant à l'expliquer, à constater la prompte élimination par les voies urinaires des liquides ingérés dans l'estomac.

Rien de pareil ne saurait avoir lieu pour les liquides introduits par a

Ces eaux, on a pu le voir par les tableaux qui précèdent, naissent avec une température très-favorable. Leur chaleur naturelle est en harmonie parfaite avec leur composition; elle est exactement celle où il est le plus utile de les administrer, soit en bains, soit en douches. Les sources les plus tempérées sont employées pour les bains, les plus chaudes sont réservées pour les douches. Si la température native de la source est encore trop élevée pour certains malades, elle est diminuée par le mélange avec des eaux minérales fraîches, qui naissent dans le voisinage des établissements thermaux.

C'est un avantage considérable pour les eaux de Saint-

peau. Aucune sécrétion de cette membrane ne peut altérer le liquide ambiant, si ce n'est l'humeur de la transpiration; mais celle-ci se trouve en quantité si minime, qu'elle est aussitôt saturée, et bientôt perdue dans sa masse. Ici donc, rien de capable de produire une altération sensible du liquide à absorber. Celui-ci, après avoir imbibé les tissus de la peau, est immédiatement absorbé et mêlé au sang de la circulation générale, et par son intermédiaire répandu dans tout l'organisme. L'élimination immédiate ne saurait avoir lieu que pour la portion du sang qui est distribuée aux reins. Reste donc à apprécier la quantité d'eau absorbée pendant un bain ordinaire. Les opinions ont beaucoup varié sur ce point: les uns l'ont niée, quelques autres l'ont portée à plusieurs livres; mais l'absorption de l'eau restât-elle douteuse, l'absorption des sels qu'elle tient en dissolution ne saurait faire l'objet d'un doute, et c'est là ce qui importe. Or, si l'on fait attention à la promptitude avec laquelle l'urine devient alcaline à la suite d'un bain de Vichy ou de Saint-Nectaire, il restera plus que probable que les sels contenus dans l'eau minérale passent dans le sang au moyen de l'absorption cutanée dans une proportion au moins égale à celle qu'y fait pénétrer l'absorption qui s'exerce par l'intermédiaire de l'estomac chez un buveur ordinaire.

Nectaire , qu'il soit possible de les administrer à leur température naturelle , au moment même où elles s'échappent
du rocher, avant qu'elles aient pu déposer les principes
es moins stables qui entrent dans leur composition. Une
ongue stagnation ne manquerait pas de leur faire perdre
la presque totalité des sels de fer et de chaux qu'elles contiennent. Bien que ces deux substances commencent déjà à
se déposer dans la baignoire , elles y restent pourtant en
assez forte proportion pour produire encore un effet médicamenteux. Du reste, cette perte légère est bien compensée
par l'eau qu'on fait couler continuellement, dans l'intention
de maintenir l'égalité de température du bain.

Si l'on veut avoir une idée exacte de l'action propre de
l'eau minérale employée en bains, il est indispensable de
faire disparaître les modifications produites sur l'impressionnabilité du sujet par l'abaissement ou l'élévation de sa
température.

J'appelle bain tempéré, le bain qui ne donne aucune
sensation de chaleur ou de froid , après quelques minutes
d'immersion, lorsqu'il y a équilibre parfait entre la chaleur de l'eau et celle de la peau. Le bain qui offre essen-
tiellement cette condition est à 34° cent., quelquefois au-
dessus, plus souvent un peu au-dessous. Après un plus
long séjour dans l'eau , les choses changent sensiblement :
les malades faibles, dont la peau est peu animée , sentent
le besoin de réchauffer leur bain; les sujets jeunes, éner-
giques, dont la peau est vivement colorée , éprouvent le

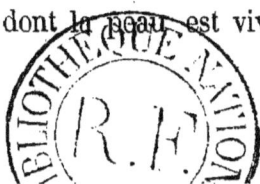

2

désir de le rafraîchir. Aussi, pour que le bain reste tempéré, c'est-à-dire non senti, il doit être réchauffé, en marchant vers la fin, pour les sujets faibles, rafraîchi pour es sujets forts et sanguins.

J'entre dans ces détails afin de mieux faire comprendre l'action de l'eau minérale prise isolément, abstraction faite de celle de la chaleur, qui en modifie singulièrement les effets.

En général, lorsqu'on se plonge dans un bain tempéré d'eau minérale de Saint-Nectaire, on éprouve l'impression d'un liquide onctueux, doux et en même temps réconfortant, et on n'en éprouve pas d'autre pendant tout le temps que dure le bain.

Il n'en est pas toujours ainsi : quelques personnes, peu de temps après l'immersion dans l'eau, sentent un resserrement assez incommode, d'ordinaire vers l'épigastre, quelquefois vers la poitrine, plus rarement aux régions inférieures de l'abdomen. Cette impression, légère dans quelques cas, dure peu, et se dissipe après les premiers bains ; dans d'autres circonstances, elle est assez pénible pour gêner la respiration et pour forcer les malades à sortir de l'eau. Elle se fait plus particulièrement éprouver par les sujets irritables et nerveux ; du reste, c'est un accident sans importance, et qui ne trouble en rien la marche du traitement.

Après la sortie d'un bain d'eau minérale, on n'éprouve pas ce sentiment de faiblesse et de relâchement que laisse après lui le bain d'eau commune ; au contraire, on se sent réellement plus fort, il semble que les chairs aient acquis plus de vigueur et plus de consistance.

Les sujets sains, peu irritables, peuvent aussi prendre une série de dix, douze et treize bains, sans en éprouver d'autre résultat qu'un sensible accroissement des forces générales et plus d'appétit. Il n'en est pas de même pour les individus excitables et nerveux : ceux-ci, après quelques bains, commencent à sentir un peu d'agitation la nuit, et leur sommeil est notablement troublé ; cependant, même chez ces sujets, lorsque l'action excitante des bains n'est pas portée trop loin, les forces et l'appétit sont encore sensiblement augmentées.

L'abaissement de la température des bains au-dessous de 34° cent., fait presque toujours tomber les effets d'excitation produits par un bain plus chaud. Il est peu de sujets qui ne soient aptes à le supporter, et même, dans quelques cas, j'ai vu des sujets très-nerveux s'y trouver moins agités que dans l'eau commune. Cette tolérance pour les bains d'eau minérale est propre à quelques sujets nerveux qui s'accommodent mal des bains ordinaires. L'inaptitude à prendre les bains domestiques est un indice presque certain que les bains d'eau minérale seront bien supportés. Y aurait-il là une sorte d'atonie nerveuse qui réclame l'emploi des moyens fortifiants ?

Le bain chaud est celui dont la température est élevée au-dessus de 34° centigrades. A ce degré de chaleur, les bains de Saint-Nectaire sont franchement excitants. L'excitation

qu'ils produisent doit être attribuée aux sels qu'ils tiennent
en dissolution et à la chaleur. Le gaz acide carbonique, dont
ils sont saturés, a bien sa part d'influence dans ce résultat;
mais l'excitation produite par ce gaz porte exclusivement sur
le système vasculaire de la peau. Produit-il le même effet
sur le système nerveux de la peau? Non certainement; son
action sur ce dernier système est directement contraire. Le gaz
acide carbonique stupéfie la peau et diminue notablement
sa sensibilité. Ce fait avait été déjà constaté par Chaptal
(Ancien *Journal de médecine*, t. 63, p. 492). J'ai voulu le vérifier de nouveau et à cette fin j'ai tenté l'expérience suivante.
Je frappai mes deux mains avec une touffe d'orties, l'une à
l'air libre, l'autre depuis un moment plongée dans l'acide
carbonique. Toutes deux se couvrirent d'une irruption également intense; la main qui était à l'air atmosphérique me
fit éprouver une cuisson très-vive, celle qui se trouvait dans
le bain de gaz ne fut le siége d'aucune douleur. Après une
chute violente, qui avait déterminé de fortes contusions, je
crus utile de m'administrer des bains d'eau minérale, dont
je prolongeai la durée au-delà de plusieurs heures; à la fin
du bain, j'ai toujours positivement constaté une diminution
considérable de la sensibilité de la peau. Ce résultat peut-il
être attribué à une autre cause que l'action stupéfiante du
gaz acide carbonique? Quelle autre substance contenue dans
l'eau minérale serait capable de le produire? Aux effets connus
de l'eau chaude, j'ajoute l'action des sels qu'elle contient, plus
celle de l'acide carbonique; mais l'action anesthésique de ce

dernier sur les papilles nerveuses qui s'épanouissent à la surface de la peau, doit la rendre moins sensible à l'action irritante des substances salines, et leur servir jusqu'à un certain point de correctif. Elle explique pourquoi des bains frais, qui ont plus de capacité pour dissoudre l'acide carbonique, présentent dans quelques cas, malgré les sels irritants qu'ils contiennent, des propriétés incontestablement sédatives.

Quoique très-riches en principes excitants, les bains de Saint-Nectaire, sont facilement supportés lorsqu'on n'en élève pas trop la température

Lorsqu'on surexcite les malades, ce n'est pas à la périphérie que l'action des eaux vient retentir principalement : les eaux de Saint-Nectaire n'ont pas d'effet expansif. Les symptômes maladifs qui se présentent les premiers sont ordinairement une agitation générale qu'accompagne la fièvre ; le plus souvent c'est l'estomac qui commence à se plaindre, et plus rarement les intestins. Alors se produisent tous les symptômes de l'embarras gastrique : perte d'appétit, pesanteur épigastrique, enduit blanc ou jaunâtre de la langue, mouvement fébrile plus ou moins prononcé. A ces symptômes s'ajoute une diarrhée composée de selles abondantes et très-liquides. Ces accidents durent peu, mais ils rendent, lorsqu'ils sont portés à un certain degré, nécessaire d'interrompre le traitement, et il n'est permis de le reprendre que lorsqu'ils ont entièrement cessé.

Tels sont les effets qu'on remarque à la suite des bains de

Saint-Nectaire , c'est là leur action physiologique. Il y aurait peu à en conclure, si leur moyen d'agir était uniquement étudié sur l'homme sain; mais l'état pathologique révèle des propriétés nouvelles, et ce sont elles que nous avons surtout intérêt à connaître, parce que c'est de là qu'elles tirent leur principale utilité. Du reste, c'est un point que les eaux minérales ont de commun avec les remèdes les plus héroïques de la matière médicale. Aucun d'eux ne montre sur l'homme sain les propriétés qu'il manifeste dans l'état maladif. Quel moyen de déduire de son action sur l'homme en état de santé, les merveilleuses propriétés que possède le quinquina dans les affections périodiques ?

Un des effets les plus remarquables et les plus constants des eaux minérales, c'est d'aller raviver dans les profondeurs de l'organisme les souffrances actuellement existantes, et de reveiller celles qui étaient anciennement endormies et quelquefois oubliées. Elles les font changer de siége et leur impriment une mobilité qui souvent sert à les caractériser. Ce résultat se manifeste surtout dans les névralgies et dans les rhumastismes. Par ce dernier mode d'action, il est possible, dans des cas restés obscurs jusque-là , d'asseoir un diagnostic certain.

Ces deux propriétés des eaux minérales , l'une de faire sentir leur action sur les parties souffrantes, en y ravivant la douleur , l'autre d'y produire une certaine mobilité et même de complets déplacements , doivent attirer toute l'attention du médecin.

La première lui apprend que l'influence médicatrice a porté sur les parties malades et y provoque le travail de réparation. Cette action doit être surveillée pour être activée si elle languit, pour être contenue si elle dépasse certaines limites au-delà desquelles la maladie serait aggravée. Cependant, si malgré l'accroissement de la douleur, les fonctions de la partie malade ne sont pas troublées ou empêchées, si même elles semblent se rétablir pendant la souffrance augmentée, il n'y a pas à s'inquiéter : le travail de la guérison s'accomplit. La mobilisation de la douleur ainsi que son changement de nature sont généralement de favorable augure dans les affections rhumatismales et névralgiques. Mais cette dernière propriété qu'offrent les eaux minérales de déplacer les douleurs, elles l'opèrent quelquefois d'une manière très-brusque. Lorsque cette disposition se rencontre, le médecin doit exercer la plus active surveillance, de peur d'être surpris, et de voir se jeter sur les organes dont les fonctions sont nécessaires à la vie un mal qui, placé à l'extérieur, ne donne lieu le plus souvent qu'à une souffrance très-supportable. Dans ce cas on doit prévenir le malade des dangers auxquels il s'expose et le détourner du traitement de toutes ses forces.

Dans le cas contraire, si ces mêmes maladies occupent les organes intérieurs, et que l'administration des eaux minérales soit possible, il est permis d'espérer qu'un déplacement salutaire portera la maladie au dehors. Mais ce résultat une fois obtenu, là doit s'arrêter le traitement.

Telles sont les actions dynamiques ou vitales que produisent les eaux minérales. Je n'ai pas en ce moment à m'occuper de leur action résolutive ; j'y reviendrai plus tard.

Les eaux de Saint-Nectaire peuvent être comptées parmi celles qu'on applique avec le plus de succès au traitement des affections rhumatismales. Toutes les formes du rhumatisme cèdent à leur action, toutes les fois qu'une trop grande irritabilité nerveuse n'en contre-indique pas l'emploi ; le rhumatisme nerveux est donc celui pour lequel elles conviennent le moins. Le moyen de traitement principalement mis en usage, c'est le bain, administré à une température qui ne dépasse jamais 38° cent., encore n'arrive-t-on à cette température que par une gradation successive et soigneusement ménagée. Les premiers bains sont ordinairement donnés à + 35° cent. J'ai souvent recours à la douche pour les rhumatismes peu sujets à se déplacer, et je la fais porter sur les points où la maladie se montre le plus réfractaire. Son action favorise la résolution et ramène la souplesse. Je ne m'étendrai pas plus longtemps sur ce sujet. Le traitement du rhumatisme se fait à Saint-Nectaire d'une manière qui diffère peu de celle qui est mise en pratique dans la plupart des établissements thermaux. Seulement les eaux sont employées avec cette modération qui est toujours commandée pour l'administration de toute médication énergique.

Je réserve l'espace et le temps qui me restent à l'exposition de faits peu connus et non moins importants, et qui ont plus particulièrement trait aux eaux minérales de Saint-Nectaire.

Personne n'ignore aujourd'hui que l'affection rhumatismale, dans un grand nombre de circonstances, sévit en même temps sur les tissus fibreux et séreux du cœur, et sur les articulations. Cette complication, si commune chez l'adulte, est d'autant plus fréquente que les sujets sont moins avancés en âge. Son absence est une rare exemption dans l'enfance. Chez les enfants, il n'est pas nécessaire que l'affection rhumatismale articulaire soit bien intense pour qu'on la rencontre. Elle complique les rhumatismes, même légers, et c'est d'elle que datent la pluplart des affections du cœur qu'on observe chez les enfants. J'ai eu bien souvent occasion de vérifier ce fait dans mes consultations. Dans les premiers temps de ma pratique à Saint-Nectaire, ce n'était pas sans inquiétude que je voyais des rhumatisants atteints de désordres graves de la circulation, s'administrer des bains qui ne passent pas sans raison pour excitants ; je voyais ces mêmes malades, oubliant les conseils de ma prudence, les prendre à une température qui me paraissait incompatible avec leur état. Plus tard ce n'était pas sans étonnement que je les trouvais moins oppressés et offrant des battements de cœur moins forts et plus réguliers. Mon attention fut vivement excitée par ce fait inattendu. J'observai ces faits avec un soin tout particulier, dans l'intention de savoir si ce résultat était constant. Mon espérance ne fut pas trompée : tous les malades dont l'affection de cœur avait une origine rhumatismale éprouvèrent de l'amendement.

J'ai vu chez la plupart l'oppression diminuer ou dispa-

raître, les battements de cœur tumultueux et confus se régulariser et bientôt laisser distinguer les deux bruits du cœur
avec la plus grande netteté. J'ai vu les bruits du souffle les
plus rudes s'adoucir insensiblement et quelquefois disparaître, le volume du cœur lui-même, constaté avec le
plus grand soin par la percussion, diminuer considérablement et le champ de la matité se rétrécir. Ce dernier fait
n'est plus un doute pour moi, je l'ai positivement constaté. Est-il le résultat d'une diminution du reste du volume
du cœur ? Je ne le pense pas : un changement si considérable dans le volume de cet organe ne pourrait pas s'être
accompli dans l'espace de vingt jours.

Si le cœur paraît moins gros, c'est parce que ses valvules,
siége essentiel de l'affection, ont subi un travail de résolution
qui a diminué leur épaisseur et par suite agrandi l'ouverture des passages qu'elles circonscrivent. Le cœur, par l'effet
de l'élargissement de toutes les ouvertures qui livrent passage
au sang, a pu se débarrasser en grande partie du liquide qui
distendait ses parois et revenir sur lui-même. Bien que
l'altération des valvules soit le plus ordinairement la dernière
à disparaître et qu'elle survive le plus souvent à toutes les
traces de maladie dans les articulations, je l'ai vue dans quel-
quelques cas, chez les jeunes sujets, lorsque la maladie
n'était pas ancienne, se résoudre la première : les pulsa-
tions exagérées avaient disparu, les bruits anormaux
avaient cessé, lorsque les articulations étaient encore le siége
d'un peu de gonflement, de raideur et de douleur.

Les effets du traitement des affections rhumatismales du
cœur, dans les conditions dont je viens de parler, sont
d'autant plus favorables, que la maladie est plus récente et
le sujet moins avancé en âge. J'ai pu néanmoins constater
de très-bons effets dans de vieux rhumatismes, chez des
malades qui avaient déjà dépassé leur cinquantième année.
Il est rare que chaque nouveau traitement n'amène pas
un peu d'amendement; mais si cet amendement ne suffit
pas toujours pour compenser complètement la tendance naturelle de la maladie vers une terminaison fatale, il réussit
du moins à diminuer les souffrances et à les éloigner.

Lorsqu'une affection rhumatismale grave a profondément
modifié la texture des tissus fibreux du cœur, au point de
créer des dispositions peu en harmonie avec celles qui sont
indispensables au jeu régulier de ses fonctions, on com-
prend aisément que l'action résolutive des eaux soit sans
efficacité pour rétablir l'intégrité première de l'organe,
faire disparaître, par exemple, une ossification étendue ou
régénérer une valvule détruite; néanmoins, en rendant au
sang un cours plus facile, elle peut diminuer ou faire cesser
certaines dilatations ou certaines hypertrophies qui tiennent
à l'insuffisance des orifices du cœur.

Les névralgies sont traitées d'après les mêmes principes
que le rhumatisme; elles demandent cependant un traitement moins actif. Les recrudescences de douleur étant
beaucoup plus vives, il est souvent nécessaire de l'interrompre. L'action propre des eaux suffit pour les guérir dans

beaucoup de cas et ramener les douleurs, sans qu'il soit nécessaire pour cela d'agir au moyen de la douche. L'application de l'eau minérale sur la partie souffrante n'est pas indispensable. J'ai vu guérir un assez grand nombre de névralgies faciales par la seule action de bains à + 35, sans que la face eût été mise en contact avec l'eau minérale. Les gastralgies, les entéralgies vraiment névralgiques cèdent également bien, sans qu'on ait besoin toujours de faire usage des eaux en boisson.

Les eaux minérales de Saint-Nectaire, quelle que soit la température à laquelle on les administre, favorisent les fonctions de nutrition et provoquent la résorption des substances déposées hors des voies de la circulation et des liquides épanchés dans des cavités naturelles ou accidentelles. Cette propriété se manifeste principalement dans les épanchements qui accompagnent les contusions, les fractures : l'intervention de la douche, qui pétrit, ramollit les tissus, active en même temps la circulation, est très-utile, et par cette double cause favorise le travail de la résorption.

L'action des eaux, pour produire la résorption des liquides épanchés dans les cavités viscérales, est quelquefois surprenante. Je n'en citerai qu'un seul exemple, que je choisis entre beaucoup d'autres. Mlle B. de Pouzet vint à Saint-Nectaire pour y être traitée d'une tumeur qui occupait toute la région de l'abdomen ; le volume de cette tumeur était tel qu'il distendait les parois abdominales, rele-

vait les côtes et refoulait le diaphragme, au point d'ap-
porter une gêne notable de la respiration. Du reste, cette
jeune fille (25 ans) offrait, à part un peu d'amaigrissement,
toutes les apparences de la santé; la tumeur était très-
tendue, élastique, et donnait à la palpation et à la percussion la sensation d'un liquide contenu dans une poche
fortement distendue. Le kiste avait pris naissance dans la
région ovarique gauche, et par l'effet de son développe-
ment progressif, il avait envahi toute la capacité abdomi-
nale. La malade fut mise à l'usage des bains tempérés
(+ 35), qu'elle supporta sans la moindre incommodité.
Après quatre ou cinq bains pris de la sorte, elle sentit à n'en
pouvoir douter que son ventre avait sensiblement perdu de
son volume; les bains suivants amenèrent par degrés une diminution telle, qu'à son départ, qui eut lieu vingt-cinq jours
après son arrivée, la ceinture avec laquelle je la mesurais
tous les jours, marquait vingt centimètres de diminution; il
n'y avait eu ni diarrhée ni sueurs, les urines seules avaient
été un peu augmentées. Aucun trouble notable n'avait accom-
pagné le grand travail de résorption qui s'était accompli; le
ventre pourtant restait encore fort volumineux. Je comp-
tais sur la saison de l'année suivante pour faire faire un
nouveau pas à la guérison; mon espérance fut déçue : le
médecin ordinaire de la malade l'envoya à Vichy, dans
l'espérance sans doute que des eaux plus célèbres produi-
raient encore un plus grand résultat. Il n'en fut rien pourtant : les eaux de Vichy la laissèrent dans le même état.

La propriété qu'offrent les eaux de Saint-Nectaire de provoquer si activement la résorption dans les conditions les moins favorables, associée à celle de résoudre les inflammations chroniques exemptes de fièvre chez les sujets doués de peu d'irritabilité, étant bien établie, il est facile de se rendre raison des effets qu'elles produisent chez les apoplectiques. Elles s'appliquent d'autant mieux à ce genre de malades, qu'elles ont en outre pour effet immédiat de décongestionner la tête. Il n'est pas rare, après quelques bains, de voir, chez les personnes qui se plaignent de vertiges, de lourdeurs de tête, le cerveau libre et bien débarrassé; mais pour cela il faut que les bains soient administrés à des températures très-modérées, autrement il serait à craindre que la chaleur du bain ne détruisît l'effet décongestionnant de l'eau minérale, ou ne produisît un résultat directement contraire.

Nos apoplectiques sont donc sans distinction mis à l'usage des bains tempérés ou très-modérément chauds (+ 35). Ils restent tous plongés dans l'eau minérale au moins pendant une heure. Ils n'y éprouvent jamais de douleur de tête, et si celle-ci existait déjà, elle n'y est point aggravée; au contraire, la céphalalgie diminue souvent dans le bain. Sous l'influence des eaux, les forces augmentent bientôt, et les premiers signes de résorption de l'épanchement intra-cranien ne tardent pas à se manifester par un peu plus d'étendue dans les mouvements qui existaient déjà et par l'apparition de mouvements nouveaux. Cette

amélioration augmente tous les jours avec une rapidité qui
varie suivant les sujets; et soit pendant le traitement, soit
après, elle devient complète ou elle s'arrête à des limites
qu'elle ne doit pas dépasser. La douche, à Saint-Nectaire,
est souvent employée chez les apoplectiques; mais on en
réserve plus particulièrement l'usage pour ceux qui ne
semblent pas très-excitables, et qui se montrent peu disposés à de nouvelles hémorragies cérébrales. La douche est
d'un secours très-utile : elle assouplit les tendons, les liga-
ments et provoque la sécrétion de la synovie dans les articulations et dans les coulisses tendineuses; elle va dans les
muscles, après avoir rendu sa souplesse au tissu cellulaire
qui enveloppe les faisceaux de leurs fibres propres, réveiller
l'aptitude motrice, engourdie par une longue inaction.
Pendant ce temps, la résorption des substances épanchées
dans le crâne, en faisant cesser la compression, rend la li-
berté aux parties du cerveau dont elles paralysaient les fonctions. L'action résolutive des eaux n'est pas non plus sans
effet sur les parties voisines de l'épanchement qui sont
encore engorgées par un reste d'inflammation ou de con-
gestion : en les ramenant à l'état normal, elles leur resti-
tuent la partie d'action qu'elles avaient perdue et agrandis-
sent encore les conquêtes du traitement.

Certes, la guérison, le plus souvent, est loin d'être complète; les parties du cerveau qui sont trop profondément
altérées ou détruites ne sauraient revenir à l'intégrité de
leurs fonctions : la substance cérébrale, on le sait, ne peut

être remplacée par le tissu cicatriciel, et celui-ci n'est apte ni à produire ni même à transmettre les actions qui se passent dans le cerveau.

Les formes du traitement sont à peu près les mêmes dans les affections de la moelle épinière; on applique à cette maladie les principes qui servent de guide dans les affections cérébrales. Cependant le traitement donne généralement, dans les maladies de la moelle épinière, des résultats plus avantageux et plus complets.

Les eaux de Saint-Nectaire sont souvent employées avec de grands avantages dans les affections de l'utérus et de ses annexes. Elles favorisent singulièrement la menstruation, la rendent plus active quand elle languit, et la rétablissent quand elle est supprimée. Elles font cesser les coliques plus ou moins violentes qui accompagnent l'évacuation mensuelle. C'est sans doute à la propriété qu'elles offrent de régulariser les fonctions utérines, qu'est due la confiance que leur accordent beaucoup de femmes qui viennent leur demander la fécondité. L'espérance qu'elles fondent sur leur vertu n'est réellement pas chimérique; bon nombre de femmes restées longtemps stériles sont devenues mères après une saison passée à Saint-Nectaire, et ce résultat n'a rien qui soit fait pour surprendre. Si ces eaux ont en effet la puissance de guérir certains états morbides de l'utérus, qui, pour être compatibles avec les apparences les plus complètes de la santé, n'en sont pas moins capables de faire obstacle à la fécondation, ne suffit-il pas pour cela d'un simple engorgement des trompes, ou d'une modification des sécrétions des cavités utérines et des conduits qui les font communiquer avec les ovaires. (Voyez Donné, *Cours de microscopie.*)

Très-actives pour produire l'écoulement mensuel, les eaux de Saint-Nectaire ne sont pas moins efficaces pour le modérer, lorsque sa surabondance est due à la débilité du tissu de l'utérus tuméfié, ramolli. L'action tonique des eaux le raffermit, le resserre et met un terme à la maladie ; peut-être aussi l'action reconstitutive des eaux sur le sang appauvri par de longues hémorragies n'est-elle pas sans quelque influence sur le résultat favorable.

De toutes les affections du système utérin, c'est la leucorrhée qui conduit le plus de malades à Saint-Nectaire ; peu de femmes affectées de flueurs blanches viennent subir un traitement à nos eaux sans en rapporter, les unes la guérison, un plus grand nombre une notable amélioration dans leur état. Celles qui n'ont qu'une leucorrhée peu ancienne, qui du reste ne sont pas très-prédisposées par leur constitution, guérissent ordinairement par l'effet d'une seule saison ; celles même qui ne doivent pas guérir éprouvent souvent une très-sensible diminution dans la quantité de leurs pertes, un accroissement des forces générales, une meilleure coloration du teint, le retour de l'appétit et la cessation souvent absolue des souffrances gastriques qui les tourmentent si communément. Le plus grand nombre de nos malades, parmi celles qui sont plus irritables ou plus gravement atteintes, ne guérissent que par l'effet consécutif. Ce résultat tarde quelquefois des mois entiers pour être complet.

Nos malades sont ordinairement traitées par des bains à + 33, 34, 35° centigrades. [Lorsque la maladie est plus chronique, le sujet moins nerveux, on peut élever la température du bain d'un ou de deux degrés, et même y associer la douche et l'application immédiate de l'eau minérale en injections vaginales. Les eaux sont aussi employées en boisson à la dose de trois ou quatre verres dans le cours de la journée. Les malades qui les digèrent bien en éprouvent de très-bons effets ; elles voient plus rapidement renaître les forces digestives et se dissiper les langueurs, les tiraillements d'estomac. De tous les moyens de traitement employés contre la leucorrhée, celui qui m'a donné constamment les meilleurs résultats, c'est l'injection de l'eau minérale dans le vagin, administrée par un procédé qui, je crois, est employé aux eaux de Saint-Nectaire seulement. Jusqu'à ces derniers temps, les injections étaient pratiquées à l'aide d'un clyso-pompe, avec l'eau du bain, pendant que la malade y était plongée, ou avec l'eau de la source apportée dans les chambres et injectée au moyen du même appareil. Cependant l'eau, soit pendant son séjour dans la baignoire, soit pendant son transport dans les chambres, avait perdu une partie des principes qui la minéralisent à sa sortie de la source ; le fer et la chaux étaient diminués de quantité ; le gaz acide carbonique ne se montrait plus qu'en faible proportion, et cependant, s'il faut en croire Mojon, ce gaz possède d'éminentes propriétés pour la curation de certaines affections de l'utérus. Je pensai donc à en tirer partie en utilisant l'eau minérale au moment où elle s'échappe de la source avec toute sa richesse, dans toute sa puissance, avant qu'elle ait rien perdu des principes, soit liquides, soit solides, soit gazeux, qui entrent dans sa composition. Dans ce but, je fis placer dans l'œil d'une source dont la température s'élevait à + 32, un tube de plomb du diamètre de trois centimètres; ce tube de là s'élevait verticalement à trois mètres de hauteur, et donnait issue librement à l'eau et au gaz par son ouverture la plus élevée. Sur le même tuyau, à une hauteur convenable pour administrer les injections, s'ajuste transversalement un second tube muni d'un robinet, son extrémité libre porte une vis conique à laquelle s'adapte une canule de caoutchouc recourbée et terminée par une olive percée de trous dans tous les sens. Un second robinet, placé sur le tuyau d'ascension, permet, suivant son degré d'ouverture, de faire monter l'eau à la hauteur qu'on veut lui donner. Cette dernière disposition est très-utile en ce qu'elle permet, en faisant varier la hauteur de la colonne, de modifier à volonté la force d'impulsion communiquée au liquide injecté. Aussitôt qu'on ouvre le robinet du tube à injection, on voit l'eau, vivement projetée dans tous les sens, s'échapper par les trous de l'olive sous forme de mousse blanche et pâlissante.

De cette disposition résultent plusieurs avantages incontestables :

1º L'eau, en sortant immédiatement de l'œil de la source, avant aucun contact avec l'air, avant d'avoir perdu aucun de ses principes, arrive avec la plénitude de ses propriétés.

2º Projetée sous forme de mousse, elle ne frappe plus les tissus malades avec la même rudesse, chaque goutte de liquide étant une vésicule qui emprunte son élasticité au gaz auquel elle sert d'enveloppe.

3º Les gaz, en se dégageant en grande quantité, par l'effet de leur force d'expansion, ouvrent, dilatent, déplissent tous les replis membraneux du vagin, pénètrent dans la cavité de l'utérus, se mettent en contact avec toutes les surfaces; aucune d'elles n'échappe au contact de l'agent médicamenteux. Cette application de l'acide carbonique n'est pas nouvelle : Mojon, que j'ai déjà cité, a été, je crois, le premier à l'employer dans l'aménorrhée et dans les douleurs utérines qui précèdent et accompagnent la menstruation. « Je pourrais, dit Mojon, citer nombre de cas dans lesquels j'ai eu à me louer des fumigations de gaz dans la matrice, soit pour calmer les douleurs utérines, soit pour obtenir un flux mensuel normal, notamment dans les cas d'une menstruation difficile, douloureuse, et d'une phlegmasie de l'utérus. »

En général, nos malades, même les plus irritables, supportent très-bien nos injections d'eau minérale à l'état de mousse pendant un quart d'heure, et même pendant une demi-heure. On pourrait certainement, dans beaucoup de cas, les prolonger plus longtemps ; elles ne sont jamais douloureuses ; immédiatement après l'administration, quelques malades accusent pourtant un sentiment de chaleur locale qui ne tarde pas à se dissiper. Cette tolérance de l'utérus pour les injections est sans doute favorisée par l'action anesthésique de l'acide carbonique.

Les effets de ce nouveau mode d'employer les eaux minérales de Saint-Nectaire ont bien répondu à l'espérance que j'avais fondée sur un moyen qui, théoriquement, présentait tant de conditions de succès. Sous son influence, le traitement de la leucorrhée a marché plus rapidement, ét généralement a donné des résultats plus complets. Une malade m'a assuré (je n'ai pu vérifier le fait par mes propres yeux) avoir été guérie d'ulcérations au col de l'utérus qui avaient résisté à plusieurs cautérisations.

Toutes les affections catarrhales, quel que soit leur siége, sont du ressort des eaux minérales de Saint-Nectaire ; toutes sont amoindries ou guéries, si ces eaux leur sont applicables, c'est-à-dire lorsque les sujets sont peu irritables, exempts de fièvre. Elles réussissent d'autant mieux, qu'on observe chez le sujet des caractères d'atonie générale ou locale plus prononcés, et si surtout ces maladies procèdent du principe rhumatismal, scrofuleux ou des gourmes. Ainsi s'améliorent rapidement ou guérissent le catarrhe de la pituitaire, ou coryza chronique, l'otorrhée, les diarrhées chroniques, e catarrhe chronique de la vessie, les écoulements chroniques de l'urètre. J'ai vu des fistules lacrymales, véritables catarrhes du conduit des larmes, tarir et se cicatriser dans un temps très-court.

Toutes les affections de la peau, quelle que soit leur forme, celles surtout qui reconnaissent pour cause le scrophule, sont très-promptement amendées et souvent guéries. Les maladies cutanées sont traitées à Saint-Nectaire par des bains prolongés; dans quelques cas, on a recours à la douche. J'ai vu ce dernier moyen produire la guérison de deux teignes faveuses très-étendues et très-anciennes, et cela en fort peu de temps.

L'affection scrofuleuse est une des maladies dans lesquelles les eaux de Saint-Nectaire manifestent le plus rapidement leurs effets salutaires; quelques bains suffisent pour que les bons effets du traitement soient sensibles; dans les cas peu graves, la guérison est très-prompte. Pour les malades plus grièvement atteints, pour ceux même qui ne doivent jamais guérir, l'action bienfaisante des eaux se révèle encore par une amélioration notable de tous les symptômes, amélioration éphémère sans doute, mais qui suffit néanmoins pour manifester la remarquable appropriation des eaux à l'affection scrofuleuse.

S'il fallait parcourir ici toutes les maladies auxquelles peuvent utilement s'appliquer les eaux de Saint-Nectaire, cette énumération comprendrait une grande partie des maladies chroniques. Il en est peu, en effet, qui ne puissent être avantageusement modifiées par une médication qui possède la double propriété de résoudre les phlegmasies chroniques et de remonter si puissamment les forces de l'organisme. Il va sans dire qu'il ne peut être question ici des maladies qu'accompagnent un certain degré d'irritabilité et des conditions de tempérament qui les rendent inapplicables.

Il est plus facile de constater les effets des eaux minérales que de les expliquer : leur action physiologique rend un compte peu satisfaisant de leur effet curatif. Les anciens, se plaçant à un point de vue semi-humoral et semi-naturaliste, pensaient que les eaux minérales étaient de tous les auxiliaires le plus propre à aider, dans sa lutte avec la maladie, la nature médicatrice à pousser au dehors la matière morbifique, au moyen d'abondantes évacuations critiques. Sous ce dernier rapport, les eaux de Saint-Nectaire lui seraient d'un faible secours, car elles sont bien plus aptes à arrêter toutes les sécrétions qu'à les activer, composées comme elles le sont de principes toniques, resserrants ou diurétiques. Nul doute cependant que si la température du bain est portée à un degré très-élevé, l'action diaphorétique de la chaleur devenant prédominante sur l'action astringente des sels, on ne parvienne enfin à amener des sueurs abondantes ; mais celles-ci ne sont obtenues qu'après une lutte entre deux actions contraires, et en faisant en quelque sorte violence aux propriétés naturelles des eaux. Ce n'est plus cette sueur facile qui arrive sans efforts par le concours de tous les éléments d'une eau minérale bien constituée pour la produire. Aussi voyons-nous nos malades, les rhumatisants surtout, qui nous viennent avec l'idée bien arrêtée qu'il faut beaucoup suer pour guérir d'un rhumatisme, réussir enfin, à grands renforts de température, à travers beaucoup d'agitation, et après avoir subi des troubles considérables vers les voies gastro-intestinales, à obtenir cette diaphorose désirée. Malgré tous ces désordres, ils guérissent pourtant, car l'action spécifique des eaux minérales ne saurait se perdre, quelque peu méthodiquement qu'elles aient été administrées. Mais la cure a été pénible, laborieuse, exposée à une multitude d'accidents, dont le moindre est d'être souvent forcé d'interrompre le traitement, et quelquefois de l'abandonner tout à fait. Les diarrhées qui surviennent aussi assez souvent pendant ce traitement fatiguent beaucoup les malades et ne sont suivies d'aucun résultat salutaire; non plus que les sueurs elles n'ont rien de critique.

Les eaux de Saint-Nectaire se prêtent donc fort mal à toute action éliminatrice qu'on voudrait leur faire produire; il ne faut point avec elles chercher à amener des *crises:* ce serait un jeu périlleux. Elles ne portent pas au dehors, elles opèrent au dedans. Le travail réparateur qu'elles suscitent se passe dans l'intimité des organes. Pour qu'il s'accomplisse, il n'est pas nécessaire de porter le trouble dans toutes les fonctions : plus il est paisible, plus il est sûr. Il suffit que les organes malades sentent doucement l'in-

fluence du traitement, encore cette impression n'est-elle
ressentie que dans les premiers temps; plus tard elle s'é-
mousse, disparaît même, et l'amendement successif de
tous les symptômes, le rétablissement de toutes les fonctions, sont les seuls signes par lesquels se manifestent ses
effets. Aussi depuis bien longtemps me suis-je attaché à
modérer l'action excitante que produisent les eaux, l'expérience m'ayant appris que les succès n'étaient pas moins
nombreux; les accidents avaient seuls disparu.

Les eaux de Saint-Nectaire sont donc, pour moi, un re-
mède altérant, agissant par une vertu propre, intime, se-
crète, sur un certain nombre d'états morbides que l'observation apprend à reconnaître.

Lorsque les maladies qu'on traite par cette méthode sont
à ce moment qui rend l'administration des eaux opportune,
si l'action qu'on produit par elles est mise dans un rapport
exact avec l'impressionnabilité du sujet et avec le degré de
chronicité de la maladie, les chances de succès sont très-
considérables.

Ce point convenu, si la vertu médicatrice des eaux minérales résulte de leur composition même, il faut que le
malade en soit imprégné dans une certaine mesure, sans
cela leur action intime, profonde, ne saurait se produire
complètement. C'est pour cela que j'ordonne généralement
des bains à une température modérée à presque tous mes
malades. Dans un bain chaud, l'action spéciale de l'eau
minérale se trouve réduite de beaucoup, le sujet n'y pou-

vant séjourner assez pour qu'une large absorption d'eau
minérale ait le temps de se faire, les bains chauds possé-
dant de plus une action expansive qui tend bien plus à
pousser les liquides au dehors qu'à les faire pénétrer dans
l'économie. Ne sait-on pas, en effet, que le corps qui augmente de poids dans un bain tiède, perd de sa pesanteur
dans un bain chaud ?

Rien ne prouve mieux l'action spéciale des eaux, indé-
pendamment de toute modification de température, sur les
maladies qu'on traite à Saint-Nectaire, que ce qui se pas-
sait à une époque où on ne possédait pas des sources aussi
chaudes. Avant la découverte des belles sources de Boëtte
et du mont Cornador, il n'y avait à Saint-Nectaire, pour
tout moyen de traitement, que la piscine Mandon, et j'a-
jouterai en passant que c'est elle qui a fait la réputation
des eaux. Le liquide qu'elle contenait ne s'élevait pas au-
dessus de + 36° centigrades; tous les malades y étaient
plongés indistinctement. Ce moyen de traitement unique
s'appliquait à presque tous les cas que nous traitons aujourd'hui avec les nombreuses ressources des nouveaux
établissements. Eh bien! il n'est pas démontré pour moi
que le chiffre des succès qu'on obtenait alors soit de beaucoup inférieur à celui que nous observons en ce moment.
Bien d'autres établissements thermaux ne sont pas mieux
organisés que ne l'était autrefois Saint-Nectaire, et présentent pourtant une proportion de guérisons qu'on ne
rencontre pas toujours dans des thermes à température

élevée, où s'exécutent des traitements compliqués à l'aide d'appareils très-variés, si du reste l'eau minérale est dotée de principes médicateurs moins puissants.

Je pense donc qu'on doit tenir le plus grand compte de l'action spéciale des eaux minérales; que c'est à elle surtout qu'il faut rapporter l'honneur de la guérison dans une multitude de traitements, les uns sans direction, les autres, ce qui est bien pis, conduits à contre-sens par l'esprit de système.

La propriété curative des eaux minérales constituées comme les nôtres ne saurait être attribuée à autre chose qu'à leur composition même, toutes les fois qu'on ne fait pas intervenir un grand changement dans la température naturelle du corps. Si celle-ci est considérablement élevée ou abaissée par le bain, en mettant fortement en jeu une multitude de mouvements vitaux, ainsi que cela se pratique dans la médecine hydrothérapique et dans les établissements où l'on administre des bains de vapeur, on peut arriver à d'heureux résultats, mais dans l'un et dans l'autre cas, la composition de l'eau n'est pour rien : la réaction vitale a tout fait.

Pour les eaux minérales appliquées à des températures modérées, les choses ne se passent pas ainsi : leurs propriétés dépendent de leur composition. Elles varient comme les substances qu'elles tiennent en dissolution; leurs effets sont d'autant plus marqués qu'elles renferment des éléments plus propres, en se mêlant à la masse de nos hu-

meurs, à y exercer des modifications salutaires, soit qu'elles
agissent en restituant à l'économie certains principes qui
font défaut, soit en en neutralisant quelques autres, si ces
derniers, par leur surabondance, portent du trouble dans
les fonctions. Il est donc nécessaire que leur constitution
minérale soit, jusqu'à un certain point, en rapport avec
celle du sang. A ce dernier point de vue, les eaux minérales de Saint-Nectaire sont des plus heureusement dotées, presque tous les éléments incombustibles du sang,
ses sels et ses bases, s'y trouvent représentés.

Maintenant, si nous voulons apprécier le rôle important
que jouent ces sels dans la nutrition, laissons parler M. Lié-
big *(Nouvelles lettres sur la chimie*, p. 171) : « Ni le caséum,
ni la fibre musculaire, ni l'albumine des œufs et du sang,
ni les matières végétales correspondantes, ni aucune autre
substance prise isolément, n'entretiennent les fonctions
plastiques ; l'amidon, le sucre, la graisse, ingérés seuls,
n'entretiennent pas non plus la respiration ; ces substances,
chose même plus extraordinaire, peuvent être mélangées
dans n'importe quelle proportion, sans qu'elles se digèrent,
si certains autres corps ne sont pas en même temps offerts
à l'économie ; elles sont même, sans le secours de ces derniers, entièrement impropres à la nutrition.

» Dans les nombreuses expériences qui ont été faites par
les chimistes et les physiologistes, tous les animaux qui
avaient été nourris avec ces substances, seules ou mélangées, moururent après un temps plus ou moins long, avec

tous les caractères de l'inanition. A peine soumis à ce régime pendant quelques jours, les animaux refusèrent de
manger et résistèrent à la faim la plus pressante, sentant
d'instinct que les aliments ne produisaient pas plus d'effet
que s'ils mangeaient des cailloux.

» Les médiateurs des fonctions organiques, par lesquels les
aliments plastiques, comme les aliments de respiration,
sont rendus aptes à entretenir la vie, ce sont les parties incombustibles ou les sels du sang.

» Les parties incombustibles du sang de tous les animaux
sont de nature et de caractère identiques. A part les substances accidentelles et variables, le sang contient toujours
certaines quantités d'acide phosphorique, d'alcali (potasse
et soude), de terres alcalines (chaux, magnésie), d'oxyde de
fer et de sel marin (chlorure de sodium).

» Le sang de tous les animaux présente invariablement une
réaction alcaline due à la présence d'un alcali libre, incom-
bustible. Un examen attentif démontre qu'une réaction
acide est entièrement incompatible avec les fonctions que le
sang remplit dans la nutrition et dans la respiration. L'alcali libre communique au sang une foule de propriétés remarquables. C'est l'alcali libre qui maintient à l'état liquide
les parties essentielles du sang; l'extrême facilité avec laquelle le sang se meut dans les vaisseaux les plus ténus,
il la doit à ce que les parois de ces vaisseaux sont peu per-
méables au liquide alcalin.

» L'alcali libre du sang oppose une résistance à une infinité de causes qui détermineraient la coagulation de l'albumine, en l'absence de l'alcali ; plus le sang renferme d'alcali, plus s'élève aussi le point auquel l'albumine se coagule, et même à une certaine proportion d'alcali, elle ne se coagule plus par la chaleur. Enfin, c'est encore à l'alcali que le sang doit la propriété de dissoudre les oxydes de fer qui font partie de sa matière colorante, ainsi que d'autres oxydes métalliques, de manière à donner avec eux des liqueurs entièrement limpides. L'alcali libre joue surtout un rôle important dans les fonctions de respiration et de sécrétion.

» Dans la composition du sang des différentes classes animales, on remarque des variations sur deux principes : sur l'acide phosphorique et sur l'acide carbonique ; mais ces différences sont sans influence sur les propriétés du sang, qui conserve ses caractères alcalins. Dans le sang des herbivores, l'alcali est en partie combiné avec l'acide carbonique ; dans le sang des carnivores, cet acide est remplacé par l'acide phosphorique, sans qu'il en résulte un changement dans les caractères ni dans les fonctions du sang.

» S'il est vrai que les fonctions du sang soient basées sur les propriétés chimiques, notamment sur l'alcalinité de cette humeur, le remplacement du carbonate par le phosphate alcalin, *et vice versâ*, doit être sans aucune influence, parce que les variations de l'acide combiné avec l'alcali ne portent aucun préjudice aux propriétés chimiques du sang.

» Le sang est le sol où tous les organes se développent de la même manière et avec la même constance de composition; mais il est aussi la source de la chaleur animale, et les vaisseaux où il circule sont les voies par lesquelles les produits de la transformation des tissus, c'est-à-dire les corps impropres aux fonctions vitales, sont versés dans les appareils de sécrétion, et finalement évacués du corps. Pour cela, le corps a besoin de réunir toutes les conditions nécessaires : il lui faut des parties combustibles qui soient les agents de transport des activités vitales et produisent de la chaleur, et des parties incombustibles qui soient les médiateurs de ces fonctions. Parmi les parties incombustibles, l'acide phosphorique, seul entre les acides minéraux, joue un rôle déterminé dans les fonctions plastiques, tandis que la formation du sang, la production de la chaleur et les sécrétions sont soumises à l'influence chimique d'un excès d'alcali.

» L'acide phosphorique et l'acide carbonique pouvant réciproquement se substituer dans le sang sans en modifier les propriétés, on s'explique aussi pourquoi chez l'homme les alternatives de régime végétal et de régime animal n'altèrent pas sensiblement les fonctions normales de l'économie, bien qu'elles aient pour effet de changer la composition du sang, quant aux principes incombustibles.

» Les sels contenus dans l'urine sont sécrétés du sang par les reins, ils font d'abord partie de la composition du sang. En effet, si l'on compare les substances minérales de l'urine avec celles du sang, on trouve à peine une différence entre les deux liquides. Quant à la quantité des bases alcalines solubles dans l'eau, il est probable que cette identité s'étend aux proportions relatives de ces sels.

» Outre les substances minérales que nous avons nommées, le sang de l'homme et des animaux contient une certaine quantité de sel marin et de fer. La proportion du sel marin dépasse ordinairement la moitié du poids des autres principes minéraux réunis. Cette forte proportion de sel marin dans le sang est assez remarquable pour qu'on cherche à en préciser le rôle. Il est inutile de rappeler qu'elle vient tout entière des aliments ; mais si l'on compare les cendres des végétaux dont se nourrissent le cheval et la vache, avec les cendres de ces animaux, on constate une différence très-frappante : la proportion du sel contenu dans le sang est bien plus forte que la proportion qu'en renferme le fourrage. De même, en comparant les cendres de l'urine, on remarque qu'elles renferment beaucoup moins de sel marin que les cendres du sang ; ces faits semblent indiquer dans les vaisseaux sanguins une action particulière qui s'oppose à la fois à la diminution et à l'augmentation du sel marin, puisque la proportion ne s'en élève pas au-delà de certaines limites ; le sel marin ne serait donc pas pour le sang un principe accidentel, mais un principe constant, et il s'y trouverait en quelque sorte dans des proportions invariables.

» Il n'est pas aisé de définir le rôle du sel marin dans l'économie ; il est très-probablement le médiateur et même le mobile de certaines actions organiques : ses propriétés le rendent particulièrement apte à un semblable rôle. »

Ce serait certainement un beau sujet d'étude, que de déterminer d'une manière suffisamment rigoureuse la proportion des principes minéraux qui entrent dans la composition du sang ; il est plus que probable que ces principes existent dans le sang, dans des proportions qui ne peuvent varier considérablement, et qu'ils s'y trouvent, relativement les uns aux autres, dans une sorte d'équilibre qui ne saurait être rompu sans dommage pour la santé. Ce fait semble aujourd'hui démontré par ce qui se passe dans la chlorose. Dans quels troubles considérables ne jette pas l'économie, la diminution de la quantité de fer qui doit exister normalement dans le sang? Lorsque, par suite de son ingestion dans les voies digestives, l'économie se prêtant à son assimilation, le fer est restitué au sang, le trouble cesse, les fonctions se régularisent, les forces renaissent, et souvent, dans l'espace de quelques jours, on voit refleurir tous les attributs de la santé: on dirait d'une prairie artificielle sur laquelle on a semé du plâtre.

L'appétit instinctif qui porte certaines espèces animales à se jeter avec avidité sur le chlorure de sodium, ne serait-il pas l'indice d'un besoin réel de l'économie? Ce fait me paraît mis hors de doute par les expériences que M. Boussingault a entreprises dans un but agronomique. « L'addition du sel au fourrage des animaux mis en expérience, n'eut pas d'effet sur la production de la chair, de la graisse et du lait; mais, selon M. Boussingault, elle parut exercer une action favorable sur l'aspect et sur la qualité des animaux.

Après les quinze premiers jours, les deux lots ne présentaient pas encore de différence bien marquée dans leur aspect; mais, dans le mois suivant, cette différence commença à devenir manifeste, même pour un œil peu exercé; chez les animaux des deux lots, le maniement indiquait bien une peau fine et moelleuse, mais le poil des taureaux qui avaient reçu du sel était luisant et lisse, tandis que le poil des autres était terne et rebroussé. A mesure que l'expérience se prolongeait, les caractères devenaient plus tranchés, ainsi, les taureaux du deuxième lot, après avoir été privés de sel pendant une année, avaient un poil ébouriffé, laissaient apercevoir, çà et là, des places où la peau se trouvait entièrement mise à nu; ceux du premier lot conservaient, au contraire, l'aspect des animaux de l'étable; leur vivacité et les fréquents besoins de saillir contrastaient avec l'allure lente et la froideur de tempérament qu'on remarquait chez le deuxième lot. Nul doute, continue M. Boussingault, que sur le marché on eût obtenu un prix plus avantageux pour les taureaux élevés sous l'influence du sel. »

Une sorte d'instinct analogue entraîne les populations rurales vers des sources minérales situées dans leur voisinage. Ces sources, ordinairement salines ou ferrugineuses, sont fréquentées par des malades plus ou moins languissants, sur lesquels la médecine a épuisé ses ressources ordinaires. Une tradition aveugle leur sert de guide, les traitements sont faits sans direction et sans mesure; cependant les accidents sont rares, et bon nombre de malades en éprouvent les plus heureux effets. Le spectacle de ces guérisons assure la réputation de ces sources et maintient leur vogue depuis un temps immémorial.

Les malades qui fréquentent les eaux de Saint-Nectaire appartiennent presque tous au département du Puy-de-Dôme ou aux départements voisins; les uns habitent les montagnes, les autres la plaine : on appelle plaine, en Auvergne, tous les pays où la vigne est cultivée, quelle que soit la configuration du sol. La manière de vivre des deux contrées ne diffère pas moins que leur climat. Les montagnards sont nomades ou sédentaires. Les premiers se répandent dans toute la France pour y exercer les professions les plus communes et les plus pénibles, ou se livrer à un petit commerce de colportage de village en village, dans une localité qu'ils ont choisie ; les montagnards sédentaires s'occupent du soin du bétail pendant l'hiver, pendant l'été, de la récolte des foins. Leur vie est asssz oisive durant la morte saison, elle est fort active pendant le temps des fenaisons ; alors le travail auquel ils se livrent est très-rude, très-continu, très-hâté. La vie des femmes de la montagne ressemble beaucoup à celle des hommes : elles partagent leurs travaux pendant l'été, en hiver elles vaquent aux soins du ménage et de la famille, et quittent peu les étables. Le lait, le fromage, quelques légumes, la viande salée, font la nourriture presque exclusive des deux sexes.

Les habitants de la plaine ont une vie plus active, et se

livrent d'une manière incessante à des travaux très-rudes ;
l'hiver ne les trouve pas moins occupés que l'été. A l'exception des habitants des villes, ils sont presque tous cultiva-
teurs et vignerons ; les femmes se mêlent aux occupations
des hommes, et vivent beaucoup dans les champs.

Les habitudes des classes aisées de la société diffèrent
peu, en Auvergne, de celles des autres pays de la France.

Le rhumatisme, sous toutes ses formes, est la maladie
chronique dont les montagnards sont plus particulièrement
atteints ; les névralgies sont plus rares dans la montagne
que dans la plaine, on y observe peu la goutte ; les affections scrofuleuses se montrent très-communément chez les
femmes et chez les enfants, les hommes en sont bien plus
rarement affectés.

Les rhumatismes, quoique moins communs dans la
plaine que dans la montagne, n'y sont pourtant pas rares ;
les localités plus particulièrement exposées aux variations
de température en fournissent un plus grand nombre que
celles qui sont à l'abri du froid et plus éloignées des montagnes.

Les maladies qu'on observe sur les habitants des villes
n'offrent rien de particulier à noter.

On voit, par ce qui précède, que la clientèle des eaux
de Saint-Nectaire se partage en deux parties très-distinctes,
et se recrute dans des contrées qui, bien que voisines, diffèrent considérablement par les habitudes, le climat et le
régime. En arrivant à Saint-Nectaire, qui est une localité

absolument intermédiaire à la plaine et à la montagne, une partie de nos malades quitte un climat beaucoup plus froid pour se rendre dans une localité plus tempérée ; l'autre partie, au contraire, d'un climat plus doux, se dirige vers des lieux qui participent, jusqu'à un certain point, de la température variable des pays de montagnes. Il y a donc migration dans un sens absolument contraire.

Quel effet produit le traitement sur des malades qui, relativement aux conditions de climat dans lesquelles ils avaient vécu jusqu'alors, se trouvent dans une position si opposée? Jusqu'ici les effets du traitement m'ont semblé être absolument les mêmes, lorsque celui-ci était administré dans des circonstances également favorables. Il est juste de reconnaître pourtant que les récidives de l'affection rhumatismale sont plus fréquentes dans la montagne que dans la plaine, et l'effet consécutif moins assuré; les causes atmosphériques qui avaient engendré la maladie première contrarient certainement les effets des eaux et peuvent la re-

Parmi les causes qui opposent un obstacle aux bons effets des traitements, il faut tenir grand compte de la constitution médicale régnante. J'ai été souvent frappé de la différence du nombre des guérisons qu'on obtient sur un certain ordre de maladies, pendant le cours d'une saison d'eau minérale, si on la compare aux saisons qui l'ont précédée. Pourquoi telle saison est-elle plus féconde en guérisons dans l'affection rhumatismale, et pourquoi telle autre produit-

elle des effets plus favorables dans les affections du ventre,
et *vice versa?* La constitution médicale régnante m'a semblé
rendre souvent raison de cette différence, qui du reste peut
être observée dans le cours d'une même saison, lorsque,
pendant ce temps, la constitution médicale vient à changer.

Les personnes qui se rendent aux eaux minérales sont,
comme toutes les autres, sous l'influence des causes cachées
ou apparentes qui, dans certains temps, font dominer certaines maladies. L'excitabilité des organes sur lesquels cette
influence se fait plus particulièrement sentir, est nécessairement augmentée, et par suite ceux-ci se trouvent plus
disposés à la maladie; de là la nécessité de rendre le traitement moins excitant, sous peine de voir survenir des accidents de la part des organes plus prédisposés à l'irritation.
Cette même prédisposition, on le conçoit, oppose une certaine résistance à l'action médicatrice des eaux, et diminue
ou paralyse les effets salutaires du traitement.

Les saisons qui nous donnent généralement les résultats
les plus satisfaisants, sont celles qui se font remarquer par
une grande égalité dans une température tempérée. Les
grandes chaleurs, qu'accompagnent de fréquents orages,
sont contraires à tous nos malades; les temps frais sont loin
d'exercer une influence aussi défavorable. Nos baigneurs,
n'étant pas disposés à transpirer, sont peu exposés à con-
tracter les maladies qui naissent d'un refroidissement subit :
les bronchites, les angines, les courbatures sont fort rares à
Saint-Nectaire, bien plus rares que dans la vie habituelle;

il semble que l'action tonique des eaux leur donne une sorte d'immunité.

Le commencement et la fin de nos saisons ne sont pas moins féconds en bons résultats que le milieu, qui répond au moment des plus fortes chaleurs de l'été. Quelques malades ont essayé de se traiter en automne et même en hiver. Ces malades, pour lesquels, il est vrai, les eaux étaient bien indiquées, en ont retiré des avantages qui ne le cèdent en rien à ceux qu'on obtient aux époques de l'année réputées les plus favorables.

Un scepticisme railleur a longtemps taxé d'inexactitude la relation des succès remarquables qu'on obtient aux eaux minérales, peut-être même à raison de ce que ces faits offrent de surprenant, et parce qu'on en obtient rarement de pareils par les moyens que met en œuvre la thérapeutique ordinaire. Ces faits ont acquis aujourd'hui une notoriété générale; le ridicule, désormais, serait de les nier; on consent à les admettre, avec peine pourtant, en faisant la part de l'action propre des eaux minérales aussi petite que possible. L'honneur des guérisons est plus volontiers attribué au climat, aux distractions, au charme du paysage, à tout enfin, excepté à la véritable cause qui les produit.

Ces circonstances ont peut-être quelque influence sur les guérisons; je ne veux pas absolument le nier, bien que vingt ans de pratique m'aient dès longtemps convaincu qu'elles exercent, sur les bons résultats qu'on obtient aux eaux, une influence très-secondaire. Quelle peut être l'action du climat sur les malades qui appartiennent à la localité même? Le climat aurait-il une efficacité également salutaire pour les malades qui du midi sont venus au nord, et pour ceux qui du nord se sont transportés vers le midi, pour les montagnards qui ont marché vers la plaine, et pour les habitants de la plaine qui se sont avancés vers la montagne? Peut-on supposer qu'un changement qui s'est opéré dans un sens absolument contraire pour tant de malades, ait pour tous un effet identique, celui de les ramener à la santé?

Quant au charme du paysage, je dois avouer qu'il n'est pas sans influence sur le moral des malades, au moment de de leur arrivée, mais cette impression se dissipe bientôt, et après quelques jours ils ne s'en préoccupent plus; et certes il est fort heureux qu'il en soit ainsi, car la plupart des eaux minérales sont complètement dépourvues de cet avantage : elles naissent le plus souvent dans des ravins profonds, dans des sites tristes et sauvages, que l'art a rendus accessibles à

minérales, sont moins un délassement qu'une fatigue. Les gens bien portants y suffisent à peine. Pour les véritables malades, le calme et le repos sont toujours plus profitables que l'agitation; ceux qui s'abandonnent trop facilement aux plaisirs fatigants, ne tardent pas à déplorer leur funeste entraînement. Le défaut de régime, la dissipation, la fatigue, sont les grands écueils de nos traitements. Les malades qui guérissent le mieux aux eaux minérales, sont ceux qui

s'y rendent avec le parti bien pris d'exécuter ponctuelle-
ment leur traitement et de ne négliger en rien toutes les
précautions hygiéniques qui peuvent en assurer le succès.

L'état moral des malades, quand celui-ci n'est pas trop
profondément troublé, n'est pas non plus, pour le succès de
nos traitements, d'une aussi grande importance qu'on le
suppose généralement. J'en prends à témoin ces pauvres
paysans, qui se rendent aux eaux tant à contre cœur, et y
portent le regret de leurs familles et de leurs travaux aban-
donnés. Ils passent la plus grande partie de leurs journées
étendus sur des lits, dans un ennui continuel et n'aspirant
qu'à abréger la durée d'un séjour que leurs faibles ressources leur rendent souvent très-onéreux. Eh bien, malgré tant de
circonstances réputées si défavorables, ces derniers guérissent aussi bien, mieux peut-être que les malades des classes
qui se procurent les distractions les plus abondantes.

Les véritables hypocondriaques retirent généralement peu
d'avantage de leur séjour aux eaux minérales, en dépit de
tant de causes de distraction accumulées pour faire diversion
à leurs préoccupations maladives; mais lorsque l'hypocondrie est sous la dépendance d'une lésion matérielle ré-
sultant d'un principe morbide sur lequel les eaux minérales
ont de l'efficacité, qu'ils s'ennuient ou qu'ils s'amusent, on
voit, par la seule action des eaux, céder l'hypocondrie avec
la maladie primitive dont elle n'était que l'effet. C'est un
résultat qu'il n'est pas rare de constater, lorsque le mal
prend sa source dans une névrose rhumatismale.

Trois établissements de bains sont affectés à Saint-Nectaire au service des malades:

1º Les bains du mont Cornador, qui se composent d'une vaste salle voûtée, fermée par une grille de fer. Sur trois de ses côtés, viennent s'ouvrir onze cabinets, munis chacun d'une baignoire en pierre de lave; un douzième contient quatre baignoires séparées, affectées au service des indigents. Les cinq cabinets qui font face à l'entrée sont pourvus de douches descendantes.

2º A quinze cents mètres au-dessous, en suivant le cours de la rivière, sur la rive gauche, on rencontre l'établissement Boëtte, dont les douze cabinets de bains sont disposés sur trois côtés d'une salle commune, éclairée au midi par une large porte et deux fenêtres. Tous les cabinets sont pouvus de douches descendantes, à l'exception d'un seul, qui est muni d'une douche ascendante. L'eau arrive de deux sources différentes, l'une pour le bain, l'autre pour la douche (voyez les tableaux). Un petit établissement, placé tout à côté et s'appuyant sur le premier, renferme trois baignoires et leurs douches. Une source particulière lui fournit l'eau minérale.

3º Les bains Mandon offrent une disposition analogue à celle du grand établissement de Boëtte. Ils sont placés à cent cinquante mètres au-dessous, sur la rive droite de la même rivière. Ces bains ont été édifiés sur l'emplacement de la vieille piscine. A l'époque de leur reconstruction, les fouilles ont mis à découvert les débris d'un hypocauste romain et quelques médailles de la même époque.

Vis-à-vis, sur la rive opposée, on remarque la source Pauline ; c'est elle qui sert à administrer les injections utérines et quelques bains frais.

Les trois principaux établissements de Saint-Nectaire ont une importance égale, quant au volume de leurs sources. Ils diffèrent de température et de composition. La proportion des principes minéralisateurs, que signale l'analyse chimique, est à peu près la même pour les sources Boëtte et Mandon ; l'observation médicale est d'accord avec elle : employées à la même température, ces deux sources produisent absolument les mêmes effets thérapeutiques. La source Boëtte, à raison de son plus haut degré de chaleur, est conseillée aux malades pour lesquels une température plus élevée est jugée nécessaire.

La différence de composition est plus marquée entre les sources de Saint-Nectaire-le-Bas, et celle du mont Cornador. Les principes minéraux ne s'y montrent pas en si grande quantité, elle est moins active et convient mieux aux malades pour lesquels les sources du bas sont regardées comme trop excitantes. Son eau est généralement mieux supportée en boisson, et peut être bue à plus haute dose.

FIN.

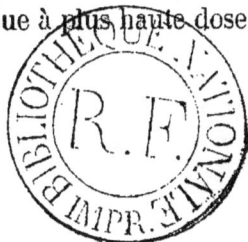

Clermont–Ferrand, typographie de PEROL.

www.ingramcontent.com/pod-product-compliance
Lightning Source LLC
Chambersburg PA
CBHW070833210326
41520CB00011B/2234